📋 DAY1. 그림 규칙 미로

아래의 규칙을 따라 출발에서 도착까지 가보세요.

미로 규칙

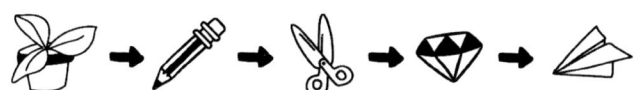

위와 같은 순서를 따라 출발에서 도착까지 찾아가 보세요.
단, 대각선으로는 갈 수 없어요.

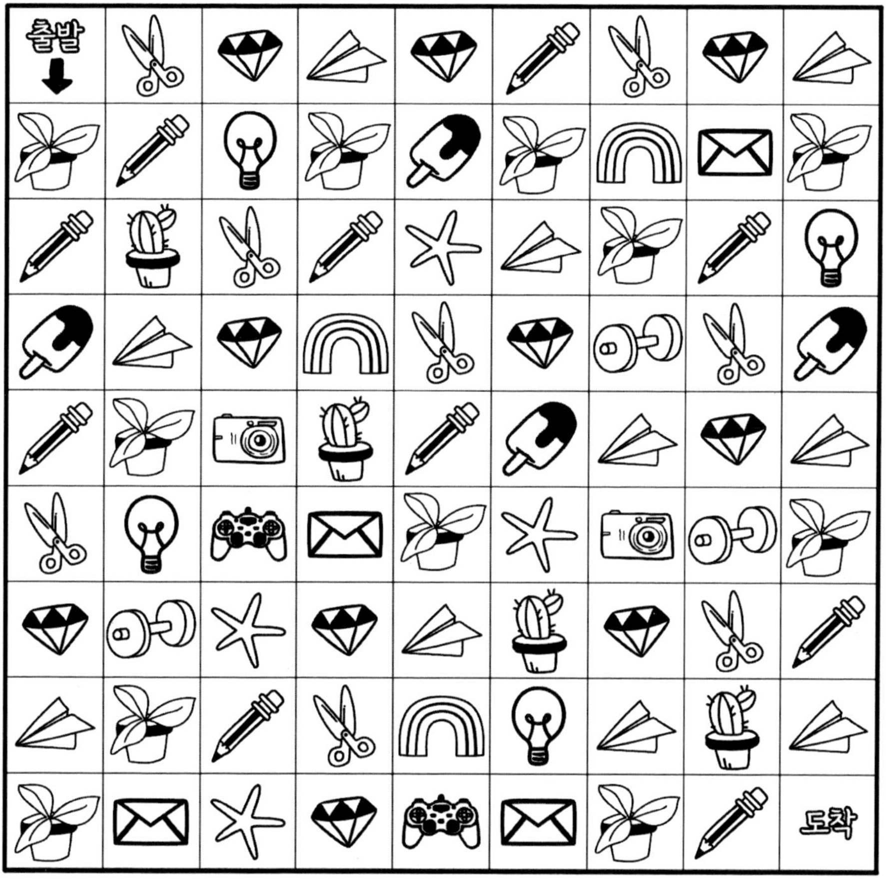

📋 DAY2. 단어 찾기 퍼즐

가로, 세로, 대각선에 숨어 있는 세 글자 단어 7개를 찾고, 찾은 단어들로 자유롭게 문장을 만들어 보세요.

초	보	전	초	유	유	상	종	오	개	쾌
조	개	름	슴	무	의	무	밀	지	나	유
이	불	말	달 (예시)	내	화	리	무	렁	리	미
해	빛	날	강	무	비	요	사	랑	국	역
바	장	벌	꿀	출	리	항	일	데	부	말
라	발	맛	동	발	어	장	기	왕	짓	부
기	자	까	비	밀	장	미	예	거	돌	래
영	국	막	닭	꼬	거	술	보	물	상	자

📋 숨은 단어:

❶ _____

❷ _____

❸ _____

❹ _____

❺ _____

❻ _____

❼ _____

📋 DAY3. 강 건너기 퍼즐

문제의 내용을 읽고 퍼즐을 풀어보세요.

한 농부가 기르는 고양이 한 마리와 닭 한 마리, 쌀 한 포대를 가지고 강을 건너야 했습니다. 그런데 농부에게는 몇 가지 제약이 있었습니다.

조건

- 🔍 농부는 한 번에 한 가지씩만 강 너머로 옮길 수 있다.
- 🔍 고양이와 닭을 농부 없이 함께 두면, 고양이가 닭을 잡아먹는다.
- 🔍 닭과 쌀 한 포대를 농부 없이 함께 두면, 닭이 쌀을 모두 쪼아 먹는다.
- 🔍 농부의 목표는 세 가지 모두를 안전하게 강 건너편으로 옮기는 것이다.

이때 농부는 어떤 순서로 고양이, 닭, 쌀 한 포대를 옮겨야, 모두 안전하게 강 건너편으로 옮길 수 있을까요?

📋 퍼즐 풀이:

📋 DAY4. 성냥개비 창의력 문제

문제를 읽고 답해보세요. 단, 성냥을 없애는 것은 불가능합니다.

1. 성냥 2개를 움직여, 옳은 식이 되도록 만들어 보세요.

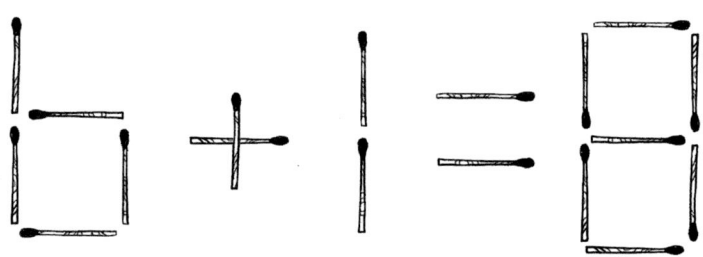

2. 성냥 2개를 움직여, 의자의 방향을 바꿔보세요.

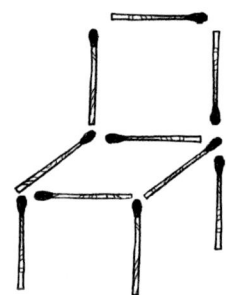

3. 성냥 4개를 움직여, 사각형 10개를 만들어 보세요.

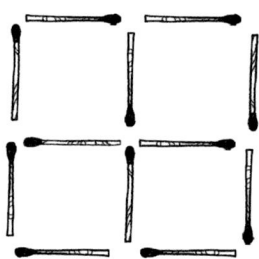

DAY5. 집중력 그림 퍼즐

〈보기〉를 참고하여 왼쪽 그림을 합쳐, 오른쪽에 그려보세요.

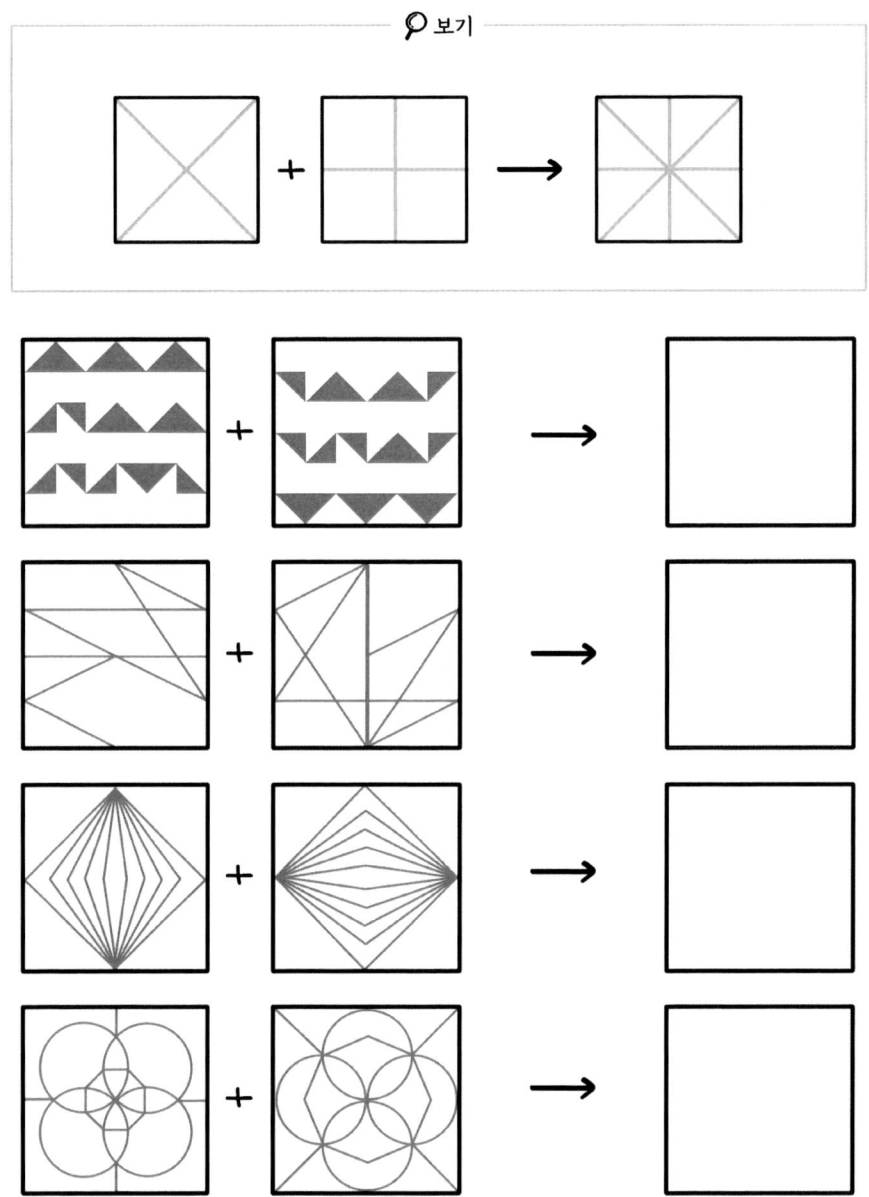

DAY6. 오아시스 미로 찾기

미로를 풀고 출발에서 도착까지 가보세요.

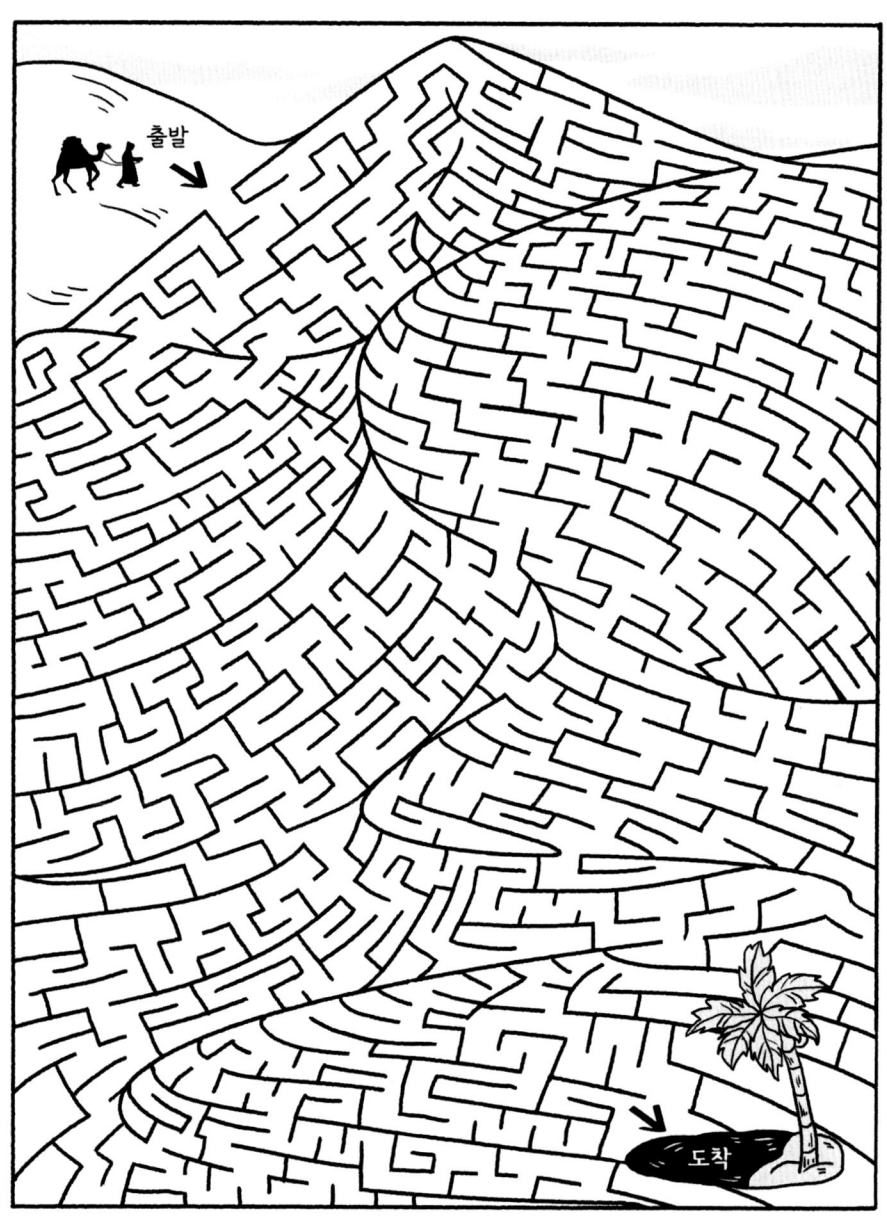

📋 DAY7. 초성으로 단어 만들기

제시된 초성을 보고, 해당 초성을 가진 단어를 5개 이상 적어보세요.
더 많은 단어를 떠올릴수록 두뇌운동에 도움이 됩니다.

📋 예시

| ㅅ | ㅎ | → 시험, 사회, 생활, 소화, 신화, 식혜 등

1

| ㄱ | ㅇ |

💡 찾은 단어:
_____
_____

2

| ㅈ | ㄱ |

💡 찾은 단어:
_____
_____

3

| ㅎ | ㅅ |

💡 찾은 단어:
_____
_____

4

| ㅍ | ㅂ |

💡 찾은 단어:
_____
_____

5

| ㅅ | ㄱ |

💡 찾은 단어:
_____
_____

6

| ㅁ | ㄱ |

💡 찾은 단어:
_____
_____

📋 DAY8. 탈출구 찾기

문제의 내용을 읽고 퍼즐을 풀어보세요.

고대 유적 안에서 길을 헤매던 탐험가가 세 개의 문을 발견했습니다.
셋 중 하나만이 탈출구이며, 그 문을 열면 유적에서 탈출할 수 있습니다.
나머지 문을 열면 괴물이나 함정이 튀어나옵니다.

탐험가가 문을 살피자, 문에는 다음과 같은 문구가 적혀 있었습니다.

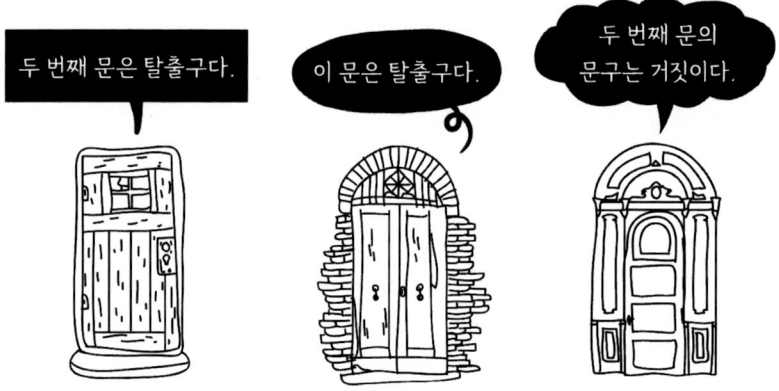

세 문에 적힌 문구 중 단 하나만이 진실이며, 진실이 적힌 문이 탈출구입니다.
그렇다면 탐험가는 몇 번째 문을 열어야 할까요?

📋 퍼즐 풀이:

📋 DAY9. 오일러의 한붓그리기

그림의 선을 끊지 않고, 한 번에 그어서 완성해 보세요.
해당 문제의 풀이는 여러 가지가 나올 수 있습니다.

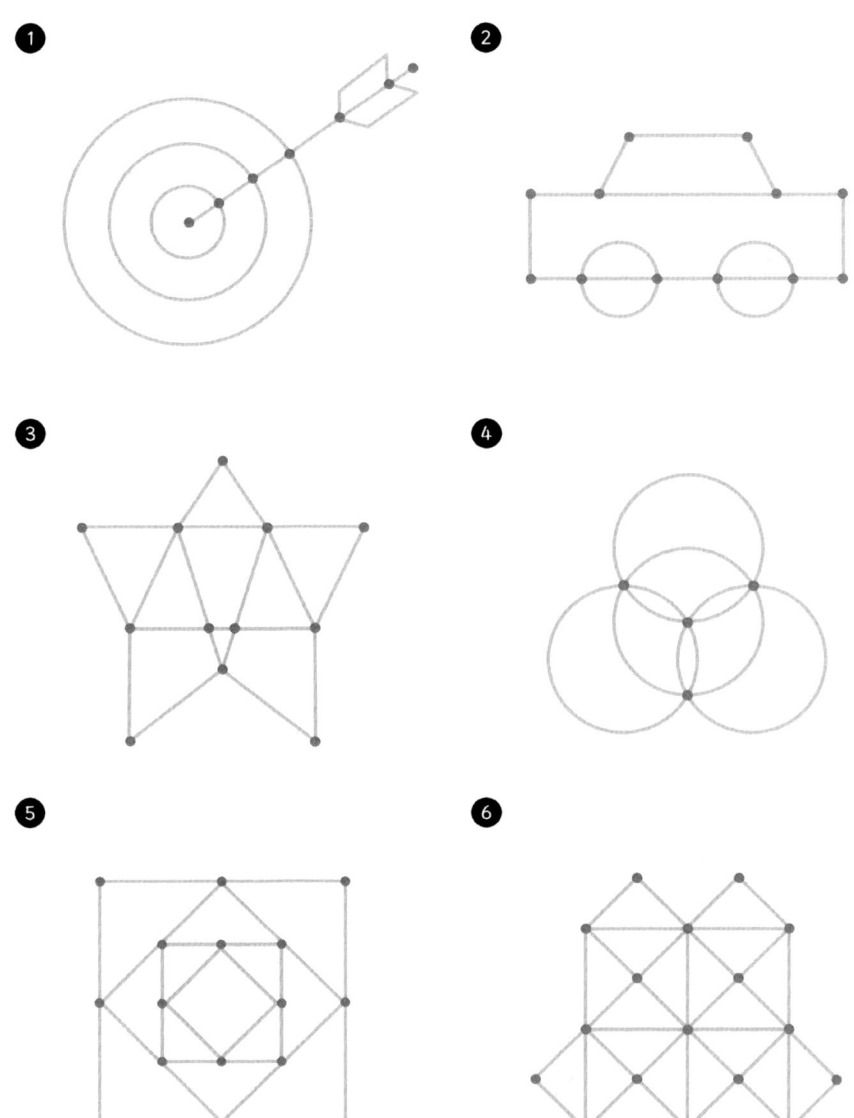

DAY10. 초성 보고 속담 맞히기

제시된 초성을 보고, 어떤 속담인지 맞혀보세요.

1. ㄱㄹㅂ ㅇ ㅇ ㅈㄴ ㅈ ㅁㄹㄷ

   정답: _____

2. ㄴㅇ ㄸ ㄷ ㅋ ㅂㅇㄷ

   정답: _____

3. ㄱㄹ ㅆㅇㅇ ㅅㅇ ㄷ ㅌㅈㄷ

   정답: _____

4. ㅅㄷㄱ ㅅ ㄴㅇㅁ ㅍㅇㅇ ㅇㄴㄷ

   정답: _____

5. ㄱㅇ ㄱㅁ ㄱㄱㅇ ㅋㅇ ㄱㅁ ㅋㄱㅇ

   정답: _____

6. ㄲㅁㄱ ㄴㅈ ㅂ ㄸㅇㅈㄷ

   정답: _____

7. ㄱㅇㅇ ㅎㅌ ㅅㅅㅇ ㅁㄱㄷ

   정답: _____

8. ㄱㄹㅇ ㄷ ㄴㅇㄱㄷ ㅎㄷ

   정답: _____

9. ㅇㄱㅁㅅㅇ ㅇㅇㄷ ㅎㄱㅅㄹ ㅅㅇ ㅁㄹㄷ

   정답: _____

10. ㅎㄹㄱㅇㅈ ㅂ ㅁㅅㅇ ㅈ ㅁㄹㄷ

    정답: _____

📋 DAY11. 그림 완성하기

세모 모양을 이용해 자유롭게 그림을 완성해 보세요.

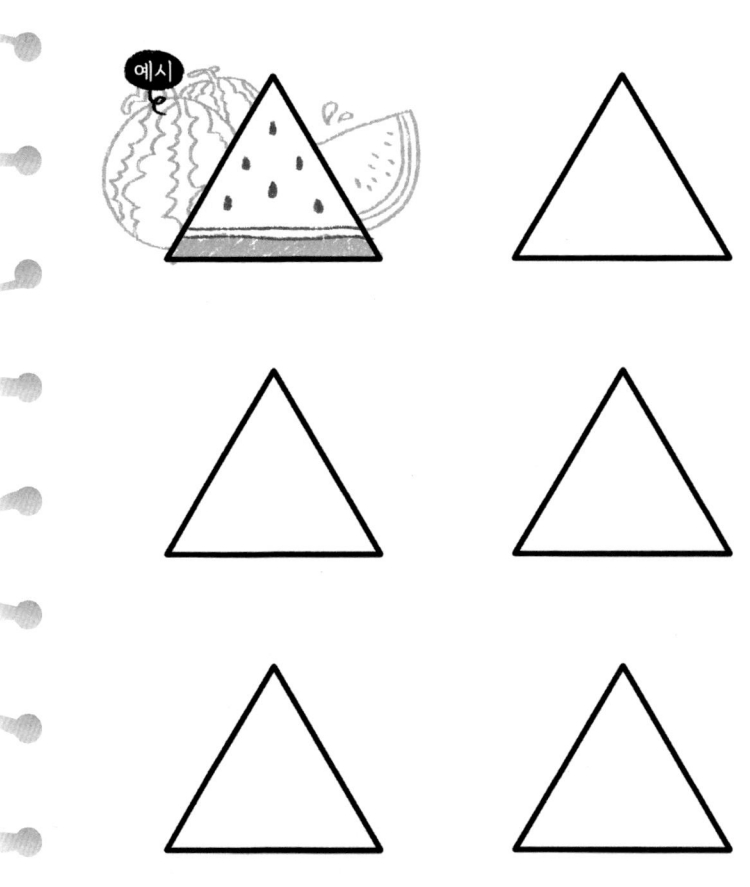

힌트 1. 비를 막는 물건과 닮았습니다.
힌트 2. 어떤 바다 동물의 몸통과 닮았습니다.

11

📋 DAY12. 범인 찾기

암호를 해독하고, 범인을 찾아보세요.

어느 빌라에서 살인 사건이 일어났습니다. 경찰이 빌라 살인 사건의 범인을 찾기 위해 수사를 하던 중 피해자가 남긴 다잉 메시지를 발견했습니다.

피해자가 남긴 내용은 다음과 같습니다.

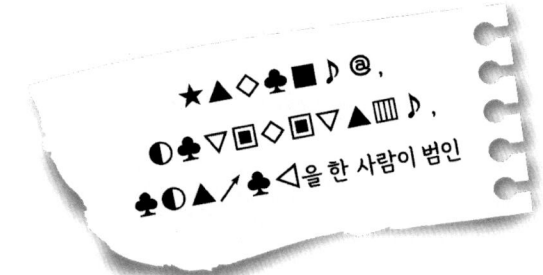

암호 풀이표

♣ : ㅇ	✎ : ㅕ	@ : ㅅ	▲ : ㄴ	◁ : ㅏ
▽ : ㅓ	※ : ㅈ	⫴ : ㄹ	⚘ : ㅜ	◐ : ㄱ
■ : ㅗ	◇ : ㅡ	♡ : ㄹ	▦ : ㄷ	↔ : ㅌ
♪ : ㅣ	▣ : ㅁ	◈ : ㅂ	★ : ㅎ	♫ : ㅠ

📋 암호 풀이표로 내용을 해석해 단서를 완성하고, 다음 중 살인 사건의 범인을 찾아보세요.

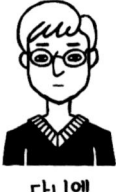
다니엘

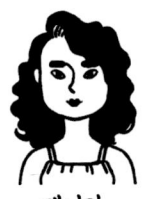
제니아

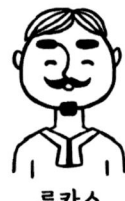
루카스

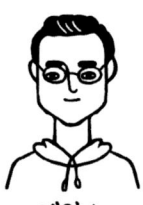
제임스

DAY13. 영단어 찾기 퍼즐

가로, 세로, 대각선에 숨어 있는 영단어들을 찾아보세요.

```
U A T M R E A O A A Q B A T
A N A P A U A C Z D A O S Y
U N D E R S T A N D M A B A
C A A E A U A S D A A I A R
O P R B R C M A I F D A R A
D A E A K C V I F L C S A E
A H A L D E A L F F A T M C
Q P F G A S R C E N T U R Y
A C A J A S A L R A I E A E
T R U S T A E A E A R Q H F
A F D A O H A U N O T I C E
L A M Y A C O A C H F G H A
A P A W U A I U E A D F A L
L I C E N S E A G K U A E A
A P A L G R A B L H E S T R
```

단어 목록

UNDERSTAND	AREA	CENTURY	DIFFERENCE
SUCCESS	TRUST	SOCIAL	ADMIRE
THOUGH	OFFER	LICENSE	NOTICE

DAY14. 사자성어 퀴즈

문제를 읽고, 설명에 올바른 사자성어를 적어보세요.

❶ 다른 사람의 힘을 빌려 자신이 대단한 사람인 것처럼 위세를 부린다는 뜻의 사자성어는?

☐ ☐ ☐ ☐

❷ 공격하기가 어려워 무너트리기 어려운 상대를 일컫는 사자성어는?

☐ ☐ ☐ ☐

❸ 자나 깨나 잊지 못한다는 말을 뜻하는 사자성어는?

☐ ☐ ☐ ☐

❹ 떨어지는 꽃과 흐르는 물이라는 뜻의 사자성어로 남녀 간의 그리워하는 정이 있다는 말을 이르는 사자성어는?

☐ ☐ ☐ ☐

❺ 두 사람이 싸우는 사이 다른 사람이 애쓰지 않고 이익을 가로챈다는 것을 이르는 사자성어는?

☐ ☐ ☐ ☐

❻ 돌 하나를 던져 두 마리의 새를 잡는다는 뜻으로, 한 번에 두 가지의 이득을 얻는다는 사자성어는?

☐ ☐ ☐ ☐

❼ 쓴 것이 다하면 단것이 온다는 말로 힘든 일 끝에 낙이 온다는 뜻을 이르는 사자성어는?

☐ ☐ ☐ ☐

❽ 대단한 사람은 숨어 있어도 저절로 사람들에게 알려진다는 뜻의 사자성어는?

☐ ☐ ☐ ☐

📋 DAY15. 나만의 화분 만들기

화분에 좋아하는 식물을 그리고, 자유롭게 화분을 꾸며보세요.

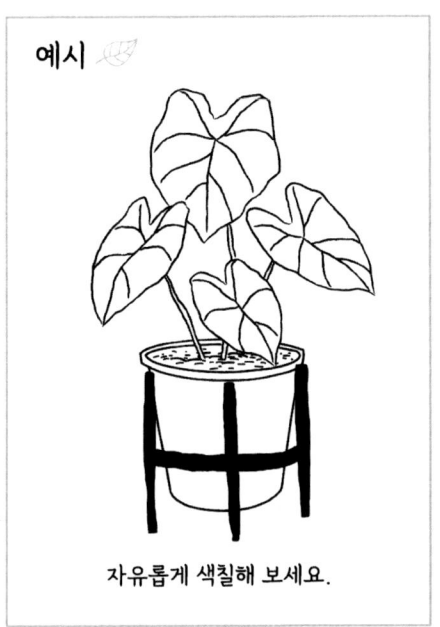

자유롭게 색칠해 보세요.

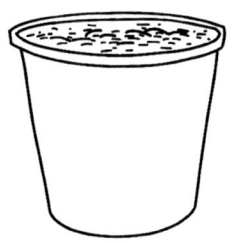

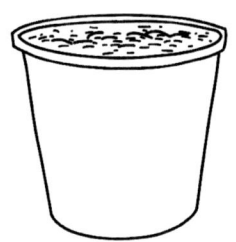

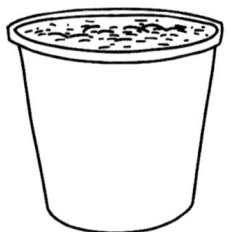

DAY16. 다른 그림 찾기

문제를 읽고 답을 찾아보세요.

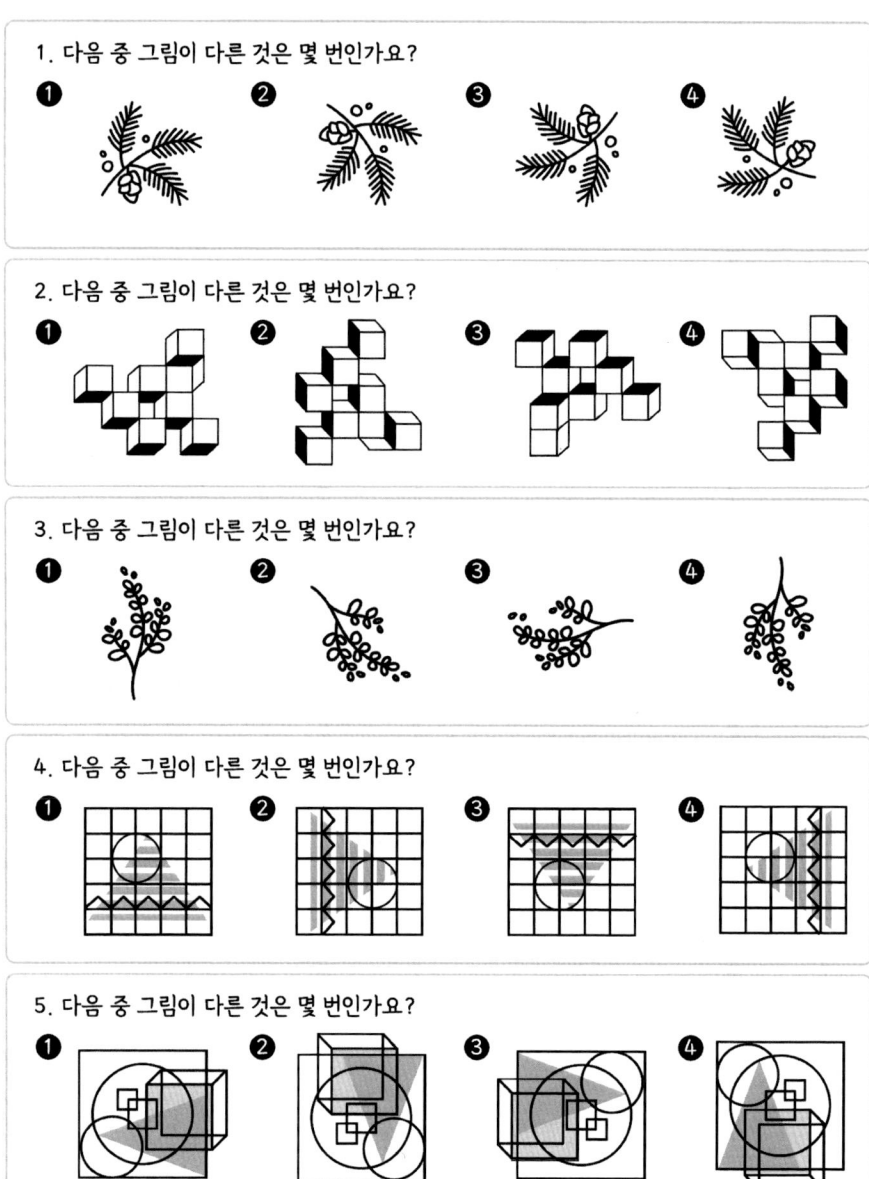

DAY17. 스도쿠 숫자 퍼즐

규칙을 읽고, 퍼즐을 풀어보세요.

퍼즐 규칙

- 가로줄과 세로줄에 숫자 1~9가 중복 없이 한 개씩 들어가야 합니다.
- 3 × 3칸의 짙은 상자 안에는 숫자 1~9가 중복 없이 한 개씩 들어가야 합니다.

9		5	8		1		3	
8		3		2	7	6	9	1
	6			3			8	2
2	9		1		8	3	5	
1	7		2		5	9		
		5	7				1	6
	8					1		3
	1	7	3	9	2	8		
5		2		1			7	

DAY18. 단어 만들기

〈보기〉에 있는 글자를 조합하여 2음절 단어를 5개 만들고, 만든 단어로 문장을 만들어 보세요.
해당 문제는 답이 정해져 있지 않습니다. 떠오르는 대로 자유롭게 적어보세요.

〈보기〉

일   유   치
        가
마   바   미   음   체
거   어
제   여   리   행
래
     위   전   체   사

❶
❷
❸
❹
❺

📋 DAY19. 숫자 점잇기

숫자 1부터 홀수만 따라 순서대로 선을 이어보세요.

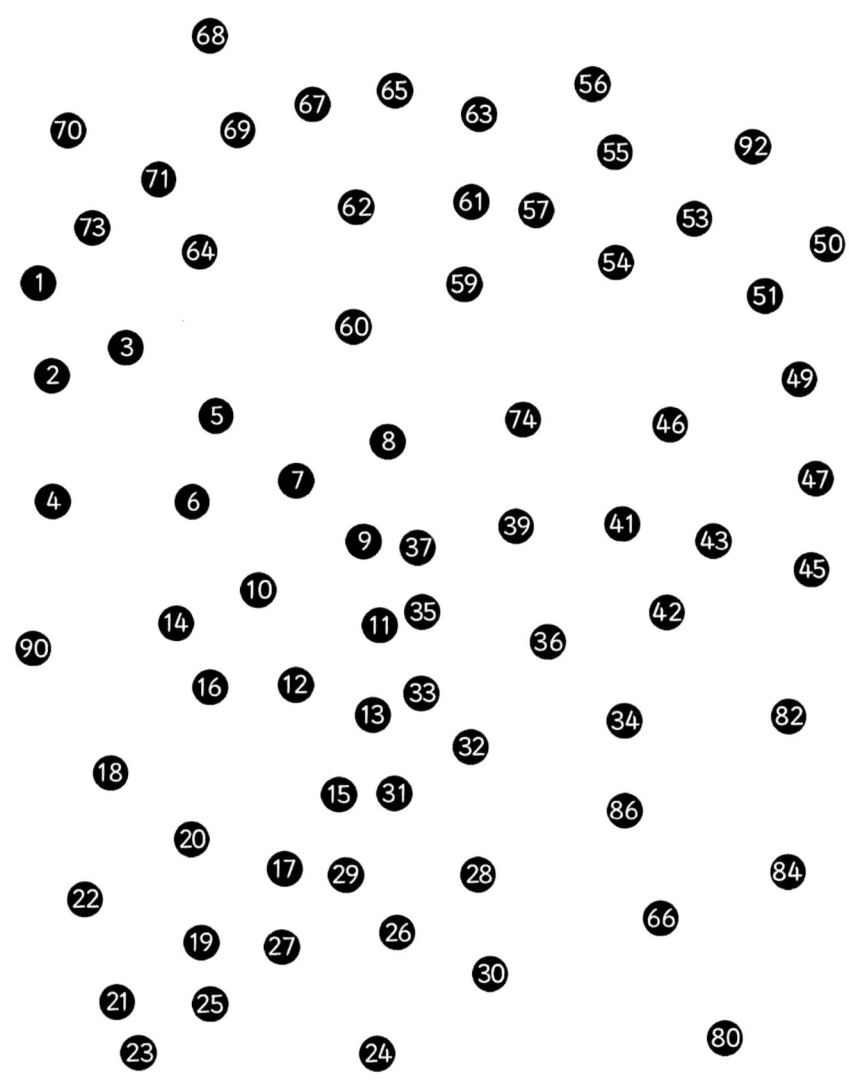

어떤 그림이 완성되나요?

📋 DAY20. 연상 단어 퀴즈

제시된 그림 힌트를 보고 공통적으로 연상되는 단어를 맞혀 보세요.

1. 제시된 그림을 보고 연상할 수 있는 것은?

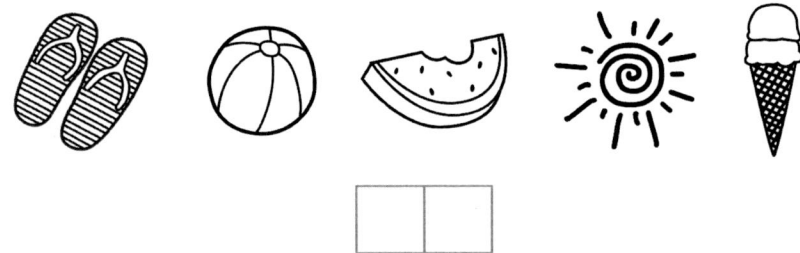

2. 제시된 그림을 보고 연상할 수 있는 것은?

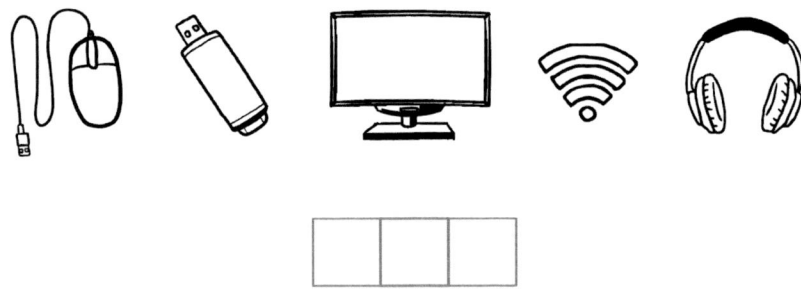

3. 제시된 그림을 보고 연상할 수 있는 것은?

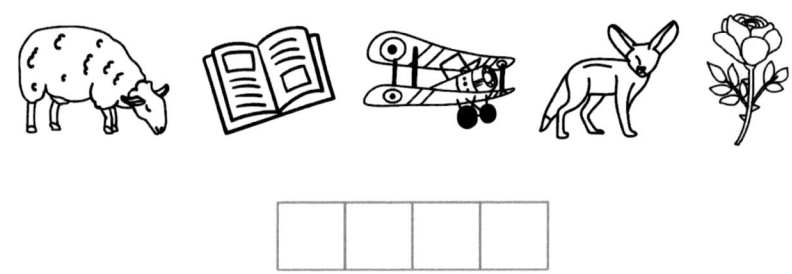

DAY21. 반쪽 그림 그리기

오른쪽에 대칭으로 그림을 완성한 후, 원하는 색으로 색칠해 보세요.

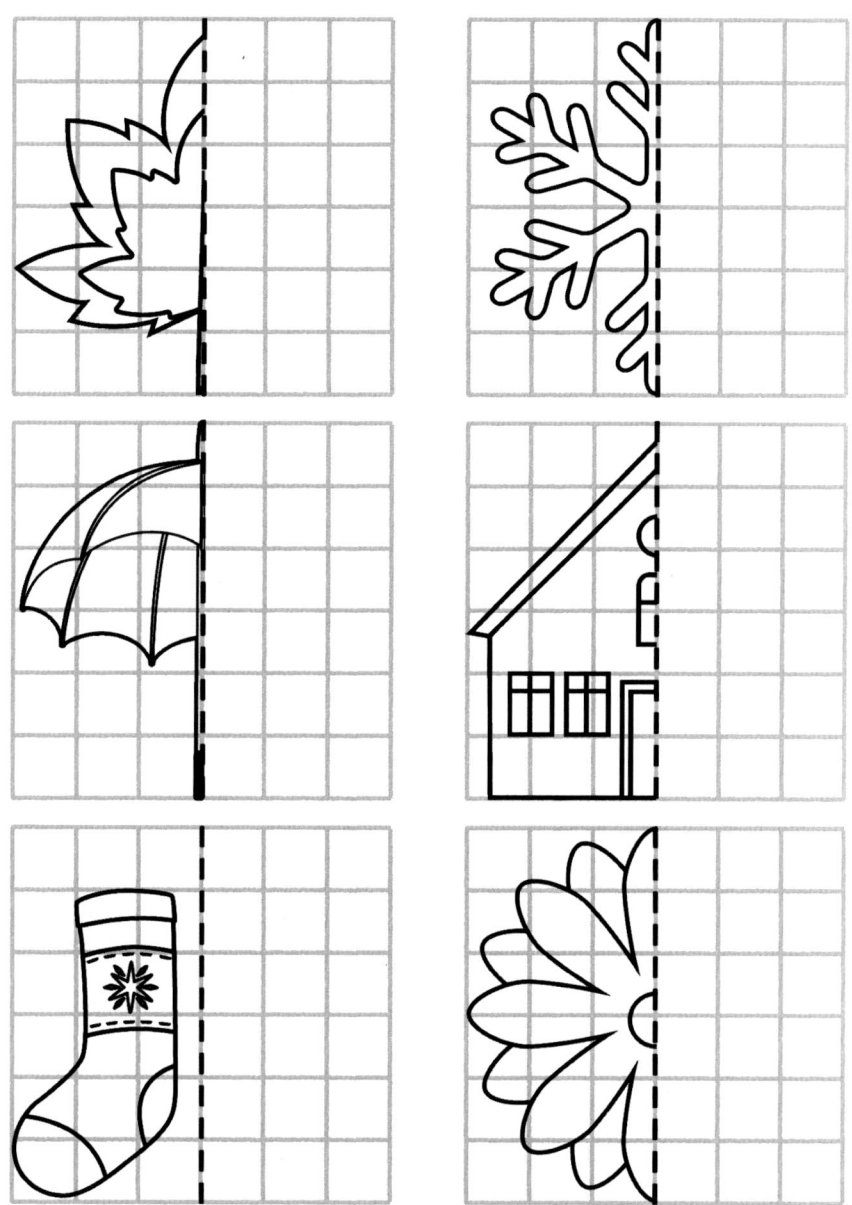

📋 DAY22. 십자말풀이

힌트를 읽고 정답을 적어보세요.

가로 퍼즐 ⟹

1. 열을 열로써 다스린다는 사자성어

3. 힘이 부쳐 감히 마음먹지 못한다는 뜻의 사자성어

6. 명성이 알려진 데에는 그럴만한 까닭이 있음을 이르는 사자성어

8. 모조품이나 각색, 복제 따위에 대해 그것을 낳게 한 최초의 작품을 의미하는 단어

세로 퍼즐 ⇓

2. 본인을 타인보다 무가치한 사람으로 낮추어 평가하는 감정

4. 이익이 되지 않고, 손해가 되는 것이 있다는 뜻의 단어

5. 이름이 널리 알려져 있다는 뜻의 단어

7. 필요할 때는 쓰고, 쓸모가 없으면 가혹하게 버린다는 뜻의 사자성어

8. 해 뜰 때부터 정오까지의 시간을 이르는 말

📋 DAY23. OX 상식 퀴즈

문제를 읽고 맞으면 O, 틀리면 X를 선택하세요.

1. 진공 상태에서는 모두가 같은 속도로 떨어진다.
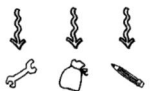 O X

2. 에티오피아는 13월이 존재하는 국가이다.
 O X

3. 시각, 후각, 미각, 청각, 촉각 중 가장 먼저 나빠지는 감각은 후각이다.
 O X

4. 금성은 해가 서쪽에서 뜬다.
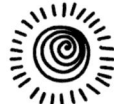 O X

5. 호주의 크리스마스는 여름이다.
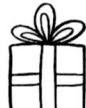 O X

6. 청설모는 겨울잠을 잔다.
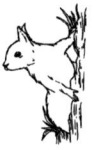 O X

7. 세계 최초의 우주인은 닐 암스트롱이다.
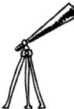 O X

8. 탱고의 고장은 아르헨티나다.
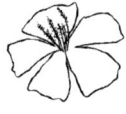 O X

9. 흑사병은 모기를 매개로 발병했다.
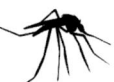 O X

10. 닭도 사람처럼 왼발잡이, 오른발잡이가 있다.
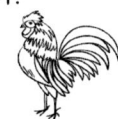 O X

📋 DAY24. 추리 퀴즈

문제의 내용을 읽고 퀴즈를 풀어보세요.

어느 수학 선생님이 아이에게 더하기 문제를 내주었습니다.
그런데 아이는 선생님이 생각한 정답과는 다르게 문제를 풀었습니다.
의아해진 선생님은 아이에게 답이 왜 이것이냐고 물어보니,
아이는 힌트를 함께 보여주며 선생님에게 설명해 주었습니다.

문제
8 + 5 = 1
10 + 4 = 2
7 + 9 = 4
11 + 6 = ☐

풀이
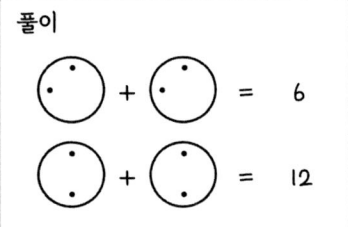

그러자 선생님이 웃으며 말했습니다.

"네 풀이대로 풀면 정답이 맞구나."

아이가 문제를 푼 방식을 추리해서 적어보고, 이때 문제의 빈칸에 올 답은 무엇인지 맞혀보세요.

📋 퍼즐 풀이:

DAY25. 블록의 개수

문제를 읽고 정답을 맞혀보세요.

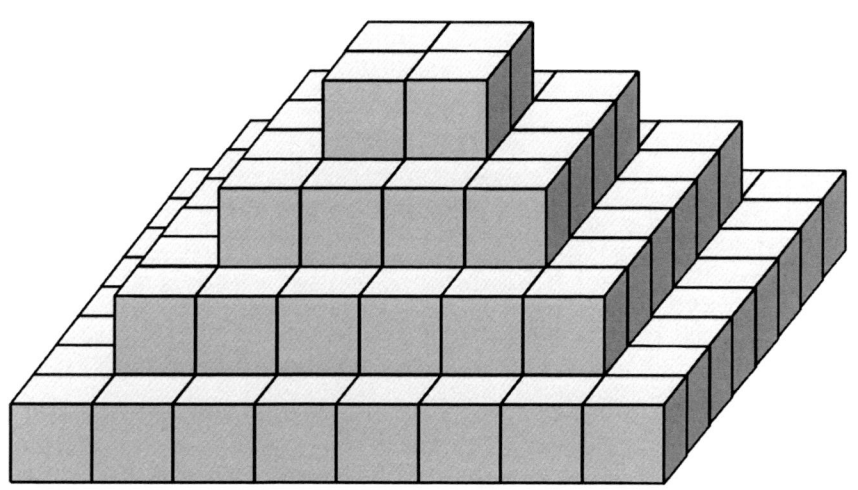

1. 1층은 총 몇개의 블록으로 이루어졌나요?

2. 3층은 총 몇개의 블록으로 이루어졌나요?

3. 블록은 총 몇개가 나오나요?

DAY26. 글자 조합 창의력 퀴즈

글자를 조합하면 무엇이 되는지 정답을 골라보세요.

1. [ㄱ, ㅅ, ㅡ, ㅡ, ㅣ, ㄹ]는 다음 중 무엇일까요?
   ❶ 나라   ❷ 동물   ❸ 음식

2. [ㅎ, ㅂ, ㅐ, ㄹ, ㄱ, ㅏ, ㅏ, ㅣ]는 다음 중 무엇일까요?
   ❶ 식물   ❷ 곤충   ❸ 동물

3. [ㅑ, ㅇ, ㅗ, ㅎ, ㅈ, ㅅ, ㅏ]는 다음 중 무엇일까요?
   ❶ 날씨   ❷ 음식   ❸ 직업

4. [ㅣ, ㅇ, ㅐ, ㅂ, ㄱ, ㅎ, ㅣ]는 다음 중 무엇일까요?
   ❶ 교통수단   ❷ 놀이기구   ❸ 필기구

5. [ㅂ, ㅗ, ㄲ, ㅇ, ㅡ, ㅐ, ㄱ, ㄷ, ㅊ]는 다음 중 무엇일까요?
   ❶ 나라   ❷ 식물   ❸ 음식

6. [ㄹ, ㅡ, ㅗ, ㄹ, ㅂ, ㄱ, ㅎ, ㅐ, ㄹ]는 다음 중 무엇일까요?
   ❶ 질병   ❷ 나라   ❸ 천체

7. [ㅐ, ㅂ, ㄱ, ㅁ, ㅎ, ㅓ, ㅓ]는 다음 중 무엇일까요?
   ❶ 옷   ❷ 수도   ❸ 음식

8. [ㅏ, ㅏ, ㅈ, ㄱ, ㄱ, ㅗ, ㄱ, ㄱ]는 다음 중 무엇일까요?
   ❶ 직업   ❷ 수도   ❸ 동물

9. [ㅗ, ㅓ, ㅏ, ㅁ, ㄴ, ㅊ, ㅏ, ㄱ, ㅅ]는 다음 중 무엇일까요?
   ❶ 교통수단   ❷ 사자성어   ❸ 나라

10. [ㄷ, ㅗ, ㄹ, ㅗ, ㄱ, ㅁ, ㅣ]는 다음 중 무엇일까요?
    ❶ 의류   ❷ 사자성어   ❸ 나라

📋 DAY27. 숨어 있는 그림

〈보기〉를 참고하여 칸에 걸맞은 모양을 그리고, 어떤 그림이 숨어 있는지 맞혀보세요.

〈보기〉

☐ =0   ◩ =1   ◪ =2   ◨ =3   ◧ =4   ■ =5

0	0	0	0	0	0	0	0	1	5	4	0	0	0	0
0	0	0	0	0	0	0	0	1	5	4	0	0	0	0
0	0	0	0	0	0	0	0	5	4	0	0	0	0	0
0	0	0	1	5	5	2	0	4	1	5	5	2	0	0
0	0	1	5	5	5	5	2	1	5	5	5	5	2	0
0	1	5	5	5	5	5	5	5	5	5	5	5	5	2	0
0	5	5	5	5	5	5	5	5	5	5	5	5	5	0
0	5	5	5	5	5	5	5	5	5	5	5	5	5	0
0	5	5	5	5	5	5	5	5	5	5	5	5	5	0
0	5	5	5	5	5	5	5	5	5	5	5	5	5	0
0	5	5	5	5	5	5	5	5	5	5	5	5	5	0
0	5	5	5	5	5	5	5	5	5	5	5	5	5	0
0	3	5	5	5	5	5	5	5	5	5	5	5	4	0
0	0	3	5	5	5	5	5	5	5	5	5	4	0	0
0	0	0	3	5	5	5	5	5	5	5	4	0	0	0
0	0	0	0	3	5	5	5	5	5	4	0	0	0	0

어떤 그림이 숨어 있나요?

DAY28. 규칙 적용하기

제시된 규칙을 따라 빈칸에 그림을 그려보세요.

퍼즐 규칙

1

상하 반전

2

좌우 반전

3

90도 돌리기

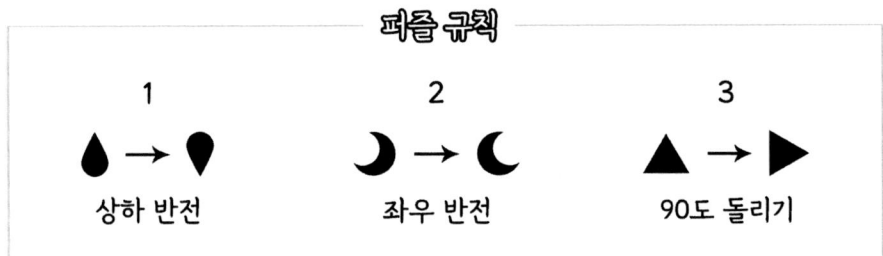

❶ 1 →

❷ 2 →

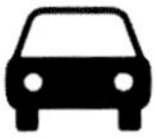

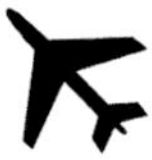

❸ 3 →

❹ 3 →

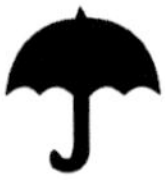

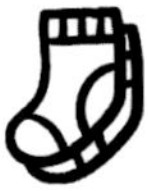

❺ 2 →

❻ 1 →

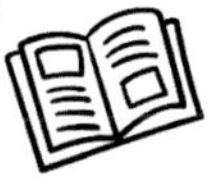

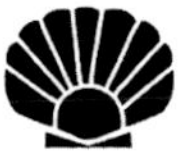

❼ 3 →

❽ 2 →

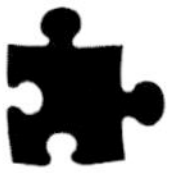

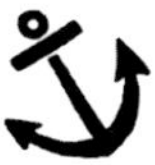

❾ 2 →

❿ 1 →

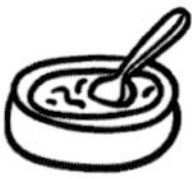

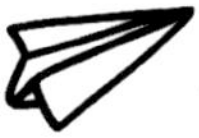

DAY29. 아인슈타인 퀴즈 퍼즐

단서를 통해 표를 채우고, 답을 맞혀보세요.

각 집에는 반이 다른 학생이 한 사람씩 살고 있고, 서로 다른 취향을 지니고 있습니다. 다음의 단서 통해, 누가 햄스터를 기르고 있는지 알아맞혀 보세요.

〈단서〉
1. 박하윤은 분홍색 집에 산다.
2. 이새롬은 물고기를 기른다.
3. 최경민은 커피를 마신다.
4. 초록색 집은 하얀색 집의 왼쪽 집이다.
5. 초록색 집에 사는 사람은 콜라를 마신다.
6. 해바라기를 키우는 사람은 강아지를 기른다.
7. 검은색 집에 사는 사람은 나팔꽃을 키운다.
8. 한가운데 집에 사는 사람은 녹차를 마신다.
9. 김준서는 첫 번째 집에 산다.
10. 장미를 키우는 사람은 고양이를 기르는 사람 옆집에 산다.
11. 햄스터를 기르는 사람은 나팔꽃을 키우는 사람 옆집에 산다.
12. 제비꽃을 키우는 사람은 사이다를 마신다.
13. 김민서는 민들레를 키운다.
14. 김준서는 빨간색 집 옆집에 산다.
15. 장미를 키우는 사람은 생수를 마시는 사람과 이웃이다.
16. 분홍색 집은 빨간색 집 옆에 있다.
17. 초록색 집에는 새가 산다.

집 위치	첫 번째	두 번째	세 번째	네 번째	다섯 번째
집 색깔					
사는 사람					
음료					
식물					
동물					

📋 DAY30. 사고력 증진 토론

해당 토론은 정답이 정해져 있지 않습니다. 다양한 답을 생각하고 적어보세요.
문제를 여러 방향에서 생각해 볼수록 나의 사고력 증진에 도움이 됩니다.

토론 주제 1

의학 기술이 발전한다면, 인간의 수명이 비약적으로 늘어나 150세까지 살 수 있다는 가능성이 제기되고 있습니다. 어떤 사람들은 행복한 삶을 위해 수명 연장이 필요하다고 말하지만, 어떤 일부는 인간의 수명 연장으로 야기되는 인류의 자원 문제와 세대 간 단절을 우려하고 있는 실정입니다.

사람이 과연 150세 이상 살 수 있다면 사회는 어떻게 변할까요?
나라면 수명을 연장하여 살아갈까요?

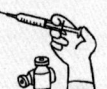

📋 나의 생각:

토론 주제 2

인공지능(AI)의 발달로 사회 곳곳에서 혁신이 일어나고 있습니다. 일부 학자는 인공지능이 인간을 노동에서부터 해방시켜 자유로운 삶을 살 수 있도록 도움을 줄 것이라 전망합니다. 그러나 한편, 인공지능으로 생성한 가짜 영상 등을 통해 범죄 모의 등 악용 사례가 빠르게 늘고 있습니다. 전문가들은 인공지능의 발전 속도에 비해 법과 윤리가 이를 따라가지 못하고 있다고 지적하고 있는 실정입니다.

인공지능에 대한 나의 생각은 어떤가요?

📋 나의 생각:

정답

p.1
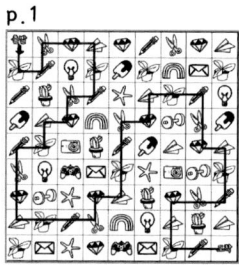

p.2
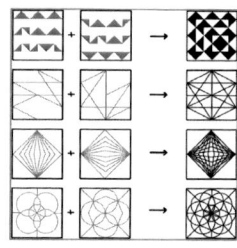

장맛비, 보름달, 발자국,
화요일, 거짓말, 개나리,
무지개

p.3
닭은 고양이와 쌀 한 포대 사이에서 문제의 중심이 되기 때문에 가장 먼저 데리고 강 건너편으로 가야 퍼즐을 풀 수 있습니다. 따라서 닭을 가장 먼저 싣고 강을 건너간 뒤, 닭을 강 너머에 내리고 농부 혼자 다시 돌아와야 합니다.
그 후 고양이 혹은 쌀 한 포대를 싣고 강 너머로 건너간 뒤, 닭을 다시 원래 있던 곳에 데리고 옵니다. 그 후 닭을 원래 있던 곳에 내려두고, 나머지 남은 것을 싣고 강 너머로 건너간 뒤, 농부 혼자 다시 돌아옵니다. 마지막으로 닭을 데리고 건너편으로 건너가면 문제를 풀 수 있습니다.

p.4

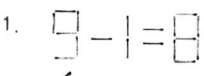

2.
3.

p.5
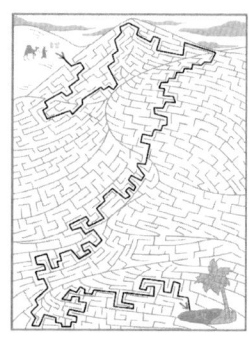

p.6

p.7
1. 겨울, 과일, 가위, 기억, 거울 등
2. 작가, 조건, 전구, 자격, 지구 등
3. 학생, 흰색, 해석, 햇살, 휴식 등
4. 표범, 피부, 평범, 풍부, 풀밭 등
5. 생각, 시간, 사과, 소금, 성공 등
6. 물건, 무게, 물결, 문구, 미각 등

p.8
세 문의 문구 중 단 하나만이 진실이 되어야 하며, 진실이 적힌 문이 탈출구가 되어야 하므로 탈출구는 세 번째 문이 된다.

p.9
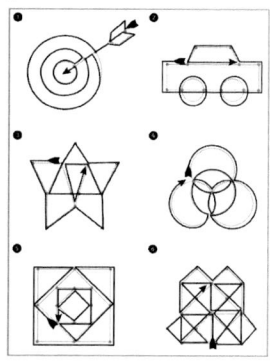

p.10
1. 가랑비에 옷 젖는 줄 모른다
2. 남의 떡이 더 커 보인다
3. 고래 싸움에 새우 등 터진다
4. 서당개 삼 년이면 풍월을 읊는다
5. 귀에 걸면 귀걸이 코에 걸면 코걸이
6. 까마귀 날자 배 떨어진다
7. 고양이한테 생선을 맡기다
8. 구렁이 담 넘어가듯 한다
9. 열 길 물속은 알아도 한 길 사람 속은 모른다
10. 하룻강아지 범 무서운 줄 모른다

p.12
제임스

p.13

U	A	T	M	R	E	A	O	A	A	Q	B	A	T
A	N	A	P	A	U	A	C	Z	D	A	O	S	Y
U	N	D	E	R	S	T	A	N	D	M	A	B	A
C	A	A	E	A	U	A	S	D	A	A	I	A	R
O	P	R	B	R	C	M	A	I	F	L	D	A	R
D	A	E	A	K	C	V	I	F	L	C	S	A	E
A	H	A	L	D	E	A	L	F	F	A	T	M	C
Q	P	F	G	A	S	R	C	E	N	T	U	R	Y
A	C	A	J	A	S	A	L	R	A	I	E	A	E
T	R	U	S	T	A	E	A	E	A	R	Q	H	F
A	F	D	A	Q	H	A	U	N	O	T	I	C	E
L	A	M	Y	A	C	O	A	C	H	F	G	H	A
A	P	A	W	U	A	U	E	A	D	F	A	L	
L	I	C	E	N	S	E	A	G	K	U	A	E	A
A	P	A	L	G	R	A	B	L	H	E	S	T	R

p.14
1. 호가호위 2. 난공불락
3. 오매불망 4. 낙화유수
5. 어부지리 6. 일석이조
7. 고진감래 8. 낭중지추

p.16
1. 4   2. 3
3. 3   4. 1
5. 3

p.17

9	2	5	8	6	1	7	3	4
8	4	3	5	2	7	6	9	1
7	6	1	9	3	4	5	8	2
2	9	4	1	8	6	3	5	7
1	7	6	2	5	3	9	4	8
3	5	8	7	4	9	2	1	6
6	8	9	4	7	5	1	2	3
4	1	7	3	9	2	8	6	5
5	3	2	6	1	8	4	7	9

p.19

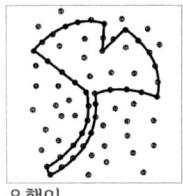
은행잎

p.20
1. 여름
2. 컴퓨터
3. 어린왕자

p.21

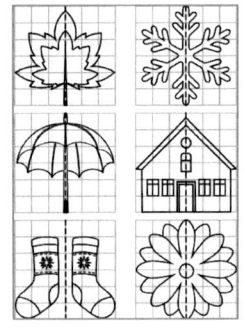

p.22
가로 퍼즐
1. 이열치열 3. 감불생심
6. 명불허전 8. 오리지널
세로 퍼즐
2. 열등감   4. 불이익
5. 유명   7. 토사구팽
8. 오전

p.23
1. ○   2. ○
3. X   4. ○
5. ○   6. X
7. X   8. ○
9. X   10. ○

p.24
아이는 문제를 시간으로
풀었습니다. 힌트는 시계의
바늘 위치를 의미합니다.
따라서 빈칸에 올 답은
5입니다.

p.25
1. 64개
2. 16개
3. 120개

p.26
1. 1/그리스   2. 1/해바라기
3. 3/조향사   4. 1/비행기
5. 2/동백꽃   6. 3/블랙홀
7. 3/햄버거   8. 1/작곡가
9. 2/사면초가 10. 1/목도리

p.27
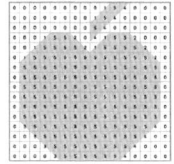
사과

p.28
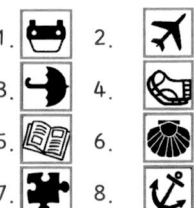

p.29

첫 번째	두 번째	세 번째	네 번째	다섯 번째
검은색	빨간색	분홍색	초록색	하얀색
김준서	최경민	박하윤	김민서	이새롬
생수	커피	녹차	콜라	사이다
나팔꽃	장미	해바라기	민들레	제비꽃
고양이	햄스터	강아지	새	물고기

햄스터를 기르는 사람: 최경민